国を医する保健衛生院

先達たちから学ぶ近未来の公衆衛生構想

浅井 芳人
Asai Yoshihito

風詠社

はじめに

二〇一九年一二月八日、中国湖北省武漢で新型コロナウイルス感染症の最初の発症例が報告されて以来、同感染症は瞬く間に全世界に蔓延しました（ＷＨＯの公式発表）。我が国で最初に感染者の確認がされたのは二〇二〇年一月一六日でした。中国・武漢市から帰国した男性から国内初の感染が確認されました。

その後、ヒトからヒトへ感染は拡大していきました。

現在も感染は拡大し続けており、ウイルスは短い期間で変異を繰り返し、その都度、感染流行の大きな大きな波が社会を襲っています。

国により統計上の公表数字の信憑性は異なりますが、感染拡大を抑えきれていないある国では、人口の一〇人に一人が感染し、五〇〇人に一人がこの感染症で死亡しています。

我が国をはじめ多くの国は、感染症の抑え込みに苦闘していますが、台湾やニュージーランドのように感染の抑え込みにほぼ成功している国もあります。

感染の抑え込みに成功している国には、医科学の眼力を有した優れた指導者と省庁横断の強い連携をもった公衆衛生行政の存在がありそうです。

振り返れば第二次世界大戦後の荒廃から立ち上がるため我が国は経済発展の道をひたすら走ってきました。

その結果、一時期、世界第二位の経済大国と称されるまでの経済成長を遂げましたが、いつの間にか、国民の人生目的意識の中に、売上げ至上主義、利益至上主義、つまり、お金第一主義の意識が根付いてしまいました。

経済成長を優先するあまり、国民の生命や安全に配慮する政策がややもすればおろそかになり、これまで医師不足、看護師不足、医療機関不足などの医療提供体制問題が表面化しませんでした。

現在、新型コロナウイルス感染症蔓延により、我が国では、脆弱な医療提供体制が顕在化し、医療崩壊、ひいては社会崩壊の危機に直面しています。

今後、我が国が立ち直るためには、国民意識の変革が求められると思います。

お金、利益、縁故、利己、経済、権力への媚《こび》を第一とする考えから、生命、安全、正直、無私、利他、徳と信用、自然保護、科学、学問、個人の意思尊重、を第一とする考えへと意識転換することが求められていると思います。

筆者も含め国民一人一人が意識変革をおこない自らが主体的に考え正しい行動をとることができる優れた人間になることが世の中を救う第一歩になると思います。

優れた人間になるためには五つの鏡（像）を持つことだと私は思います。

過去の自分を映し出す鏡
現在の自分を映し出す鏡
過去の人類が歩んできた歴史を映し出す鏡
自分よりも優れた他人を映し出す鏡
未来の自分を映し出す鏡

「過去の自分を映し出す鏡」は過去の自分の姿、生き様を省みる鏡です。反省することが多いと思います。

「現在の自分を映し出す鏡」は現在の自分の姿や表情、働きぶりを評価する鏡です。他人から自分はどのように映っているか客観的に自分を見る目です。

「過去の人類が歩んできた歴史を映し出す鏡」は過去の歴史を学び教訓とするというこ

とです。将来何が起こるかは誰にもわかりません。未知数の将来のために備える教材である過去の歴史事例から、多くのことを学ぶしかないと思うのです。

「自分よりも優れた他人を映し出す鏡」とは自分の近くにいる自分よりも優れた人を観察しお手本とすることです。

最後の「未来の自分を映し出す鏡」は将来こうありたいと考え描く自分の姿を想像する理想像です。

今後、新型コロナウイルス感染症に限らず、同時に多種類の疫病が人類を襲うことも十分に予想されます。

筆者は公衆衛生学の専門家ではありませんが、公衆衛生に奮迅した先人たちの歴史（鏡）を参照し、未来の望まれる公衆衛生施策をおこなう架空の国家組織機関「保健衛生院」を江湖の叱正を覚悟のうえ本書で考えてみました（私案）。

本書が多少なりとも読者のみなさんに余韻を残せれば幸いです。

令和三年　花残月　偶成

浅井　芳人

国を医する保健衛生院◉目次

装幀　2DAY

無数の幽霊

全世界に無数の幽霊が漂っている。追跡しても追跡してもつかまえることができず、逃げても逃げても私たちに襲いかかる。そして処処（ところどころ）にいつの間にかいっぱい増えている新型ウイルスと呼ばれる幽霊が。

幽霊は時に私たちの生命を奪う。

そして世界はこの幽霊により暗黒の闇に覆われている。

闇は朝から晩まで濃淡醸しながら消えることがない。お日さまが昇っても人々の心には暗い闇が宿りその足どりはつねに重い。

人々の眼から時おり涙が落ちる。

ある者は仕事を失い、ある者は住まいを失い、また新型ウイルスに感染し発症しても病院受診を許されず受け入れられない突然の死が訪れ大切な家族を失う者までいた。

新型ウイルスに感染、発症し運良く病院に入院できても回復し退院できるとは限らない。

中には入院治療を受けたものの病態が悪化し入院中に亡くなる者もいる。

死の間際でさえ家族とは面会できず、最後の言葉を交わすこともかなわず、遺族には遺骨のみが戻り、空虚な臨終の思いだけが残る。

人々は一日中、感染を恐れて家の中にいる日が多くなり、たまに外に出るときはマスクを着用しなくてはならない。家の玄関を出て外に出てみたはいいもののマスクを持ち忘れてしまったことに気づき、また家に引き返す。

たまに外に出て散歩をしてみるが歩道の向こうから人が歩いてくるのがわかると、ついついその人と接触しないよう身体的距離を考え自ら車道に少し出て咳払いをしないよう歩みを進める。

幽霊は長い暗闇をこの世界に投げ続けている。

昔、人間は自然に包まれ生きていた。しかし文明の進歩とともにいつの間にか人間は、人間社会の中に自然を包むようになり自然に対し傲慢になってしまった。

自然は怒り暴れ、人間社会に幽霊を送り込んできた。

あれはある年の暮れであった。保健所長さんが僕に尋ねた。

「先生、隣国のある都市で流行している新型ウイルス感染症を知っていますか?」

「いや(知らないなあ)。」

僕は恥ずかしながら全く知らなかった。

僕は街の中核公的病院に勤務している呼吸器内科医だ。

医師になって二〇年以上になる。呼吸器内科医の診療守備範囲は広い。肺炎はじめ呼吸器感染症、肺癌、気管支喘息、慢性閉塞性肺疾患、間質性肺炎、睡眠時無呼吸症候群、アレルギー性疾患、肺循環障害、急性肺障害、縦隔・胸膜疾患、緩和医療などいろいろな病態を担っている。この病院に勤めて八年になるがその日その日を大切に仕事した。

新しい年が明けた。僕はこの新しい年の春に開業（開院）する。

この開業計画は数年前から温めていたものだ。経営の志がもともとあり、自らマネジメントをおこない人々の中に入り地域社会に少しでも貢献したいからだ。小なりとも独立の道を僕は歩みたい。そう僕は思った。

地域の感染症患者の診査をおこなうことも呼吸器内科医の仕事の一つだ。月に二回、僕は保健所に出向し感染診査協議会の委員として地域で発生した感染症を診査している。診断が妥当なのか治療薬は適正なのかなどを審査している。

保健所長さんから新型ウイルスのことを聞かされていたがそのときは気にとめもしなかった。その新型ウイルスに感染すると重症の肺障害を引き起こす可能性があることを知ったのは後の日のことであった。

（新興感染症が僕らの国に押し寄せてくることになるとまずは水際対策、公衆衛生施策が重要な鍵となるなぁ。保健衛生院はどうするのだろう。）と僕は思った。

保健衛生院とは僕らの国における衛生立法機関だ。保健衛生院は疫病の感染予防対策はもちろん国民の生命・健康を保護する領域すべての施策を立案し立法制定に尽力している。

その時、僕の頭の中に、ある歴史上の人物が浮かんだ。

長与専斎。

長与専斎

長与専斎（一八三八―一九〇二年・天保九年―明治三五年）は肥前大村藩（現在の長崎県）出身の医師である。一七歳のとき大坂の緒方洪庵（適塾）に学び、やがて塾頭となり、洪庵のすすめで長崎に赴き医学伝習所で蘭医ポンペのもとで西洋医学を修めた。

その後、長崎府医学校の学頭を経て、明治四（一八七一）年、岩倉遣外使節団に随行して欧米の医学教育行政の調査を命じられたが、その視察中に衛生行政の重要性に開眼した。

専斎は衛生行政を生涯の事業と決意した。専斎は次のように述べている。

英米視察中、医師制度の調査に際し、サニタリー〔衛生 sanitary〕云々、ヘルス〔健康 health〕云々の語は、しばしば耳聞するところにして、伯林（ベルリン）に来てよりも、ゲズンドハイツプレーゲ〔衛生・保健 Gesundheitspflege〕等の語は幾度となく問答の間に現れたりしが、初めの程はただ字義のままに解し去りて深くも心を留めざりしに、ようやく調査の歩も進むに従い、単に健康保護といえる単純なる意味にあらざることに心付き、次第に疑義を加え、ようやく穿鑿《せんさく》するに及びて、ここに国民一般の健康保護を担当する特種の行政組織あることを発見しぬ。これ実にその本源を医学に資り、理化工学、気象、統計等の諸科を包容してこれを政務的に運用し、人生の危害を除き国家の福祉を完うする所以の仕組にして、流行病、伝染病の予防は勿論、貧民の救済、土地の清潔、上下水の引用排除、市街家屋の建築方式より、薬品、染料、飲食物の用捨取締に至るまで、およそ人間生活の利害に繋がれるもの細大となく収拾網羅して一団の行政部をなし、サニテーツウェーセン（衛生制度 Sanitätswesen）、オッフェントリヘ・ヒギエー

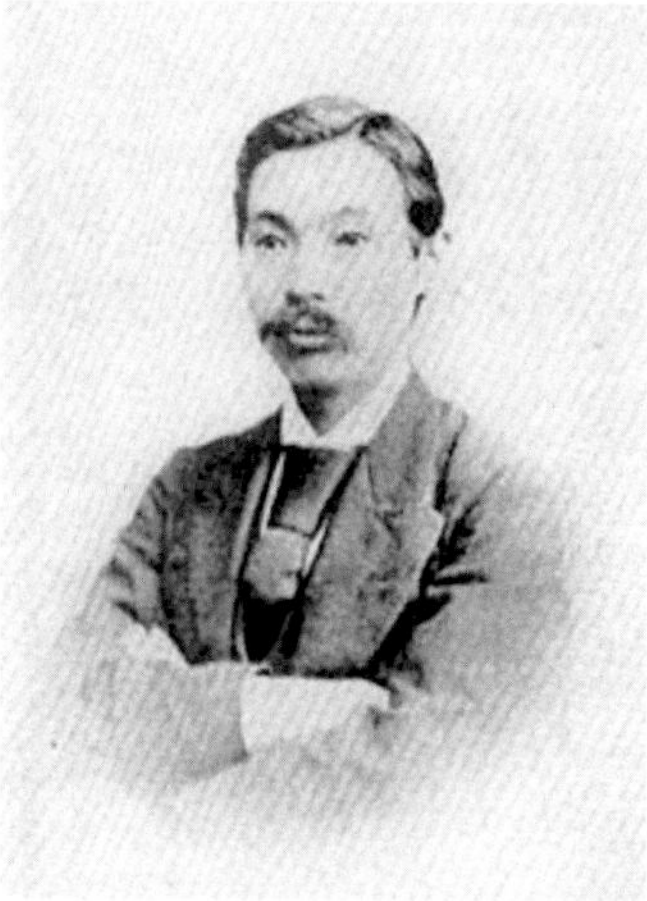
長与専斎（1872年・ベルリン留学時）

ネ〈公衆衛生　Öffentliche Hygiene〉など称して、国家行政の重要機関となれるものなりき。

専斎は、国民一般の健康保護を担当する特種の行政組織、すなわち衛生行政の重要性に開眼し、この仕組を明治日本に文明輸入の土産となさんとしたのである。

専斎は帰国後、明治六年、文部省医務局長となり、翌七年「医制」が布達され、衛生事業が出発した。この文部省医務局は、医学教育と衛生事業をともに担っていたが、明治八年衛生事業は内務省に移管されて「衛生局」が誕生した。

「衛生」という言葉は『荘子』の「庚桑楚篇」の中に出てくる〈衛生の経：生命を養う原理〉、から専斎が思いつき命名した。

専斎は内務省に移籍し、初代内務省衛生局長として、伝染病対策をはじめ明治国家の衛生行政を指揮することとなった。

緒方洪庵―扶氏醫戒之略―

ここで長与専斎の師である緒方洪庵（一八一〇―一八六三年・文化七年―文久三年）についても述べておきたい。

緒方洪庵は名を章《あきら》、号を適々斎と言った。備中足守（岡山市）で足守藩木下侯藩士の子として生まれた。

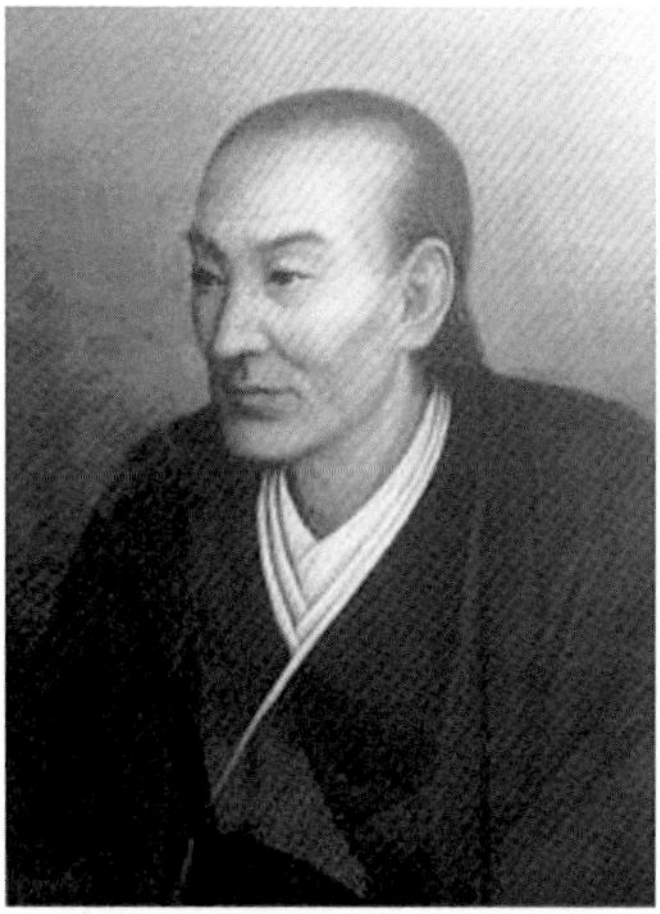

緒方洪庵（肖像画）

一六歳の時に父惟因《これより》が大坂の藩蔵屋敷留守居役となったので父にしたがい上坂し、中天游（なか・てんゆう）の塾に入門し蘭方医学の修行に励み、医術をもって人々の病苦を救済しようと決意した。

二九歳の時に大坂瓦町に開業し、医者としての第一歩を踏み出した。

以後二五年間に亘り、医者として、蘭方医

学者、教育者として活動した。

洪庵が開いた適塾には、全国から英才が集まった。福澤諭吉、橋本左内、大村益次郎（村田蔵六）、大鳥圭介、佐野常民、そして長与専斎。

適塾は洪庵の号である適々斎から名づけられたもので、林羅山の編著『童観鈔』の中にある曽子固の「耳目ニ得ルト之ヲ心ニ得ル者ト寓スル所ノ楽ニハ殊ナルアリト雖モマタ各其適ヲ適ス」の文に洪庵が感銘をうけたことが塾名の由来であるとされる。

耳目に得る楽しみと心に得る楽しみは、知的要求の満足であり、洪庵は洋の東西を問わず学問・文化の知的探求において人はそれぞれの適性（得意とするところ）を最適の道とし進むのがよいと考えていた。

また当時、天然痘が流行していたが、英国のジェンナーが開発した牛痘苗をワクチンに使う予防法（牛痘種痘法）をいち早く国内に取り入れ天然痘予防の普及にも努めた。

一八五八年（安政五年）の夏、長崎に入港したアメリカの軍艦ミシシッピイ号乗組員が感染源となり、九州、四国、近畿からさらに江戸にコレラの大流行が起きた。

洪庵は『虎狼痢治準』を著し、当時最新のコレラ療法を記している。

嘔吐下痢に対してはモルヒネ、阿片を用い、筋肉の痙攣には温浴摩擦をすすめ、厥冷（血のめぐり絶えて身の冷えること）を挽回するには温湯、葡萄酒を与え、蒸気浴をすすめるなど対症療法の必要を説明している。このように洪庵は予防医学の先駆的役割を果たした。

洪庵の仕事は弟子の専斎に引き継がれている。

専斎は後に、内務省衛生局長として、種痘の安定供給体制を確立し、また伝染病発生の届出、患者の隔離、発生場所周辺の消毒の三点をセットにしたコレラ対応策を制度化した。

そんな洪庵が医療に関わるものに対する戒を簡略して示したものが「扶氏醫戒之略」である。扶氏とはドイツの大医学者フーフェランドの翻訳略称で、醫戒はフーフェランドが晩年残した玉文である。現代語訳を紹介すると、

・人のために生活して、自分のために生活しないことが医業の本当の姿である（本髄）。安楽に生活することを思わず、また名声や利益を顧みることなく、ただ自分を捨てて人を救うことのみを願うべきであろう。人の生命を保ち、疾病を回復させ、苦痛を和らげる以外の何ものでもない。

・患者を診るときはただ患者を診るのであって、決して身分や金持、貧乏を診るのであってはならない。貧しい患者の感涙と高価な金品とは比較できないだろう。医師として深くこのことを考えるべきである。

・治療をおこなうにあたっては、患者が対象であり、決して道具であってはならないし、

自己流にこだわることなく、また患者を実験台にすることなく、常に謙虚に観察し、かつ細心の注意をもって治療をおこなわねばならない。

・医学を勉強することは当然であるが、自分の言行にも注意して、患者に信頼されるようでなければならない。時流におもね、詭弁や珍奇な説を唱えて、世間に名を売るような行いは、医師として最も恥ずかしいことである。

・毎日、夜は昼間に診た病態について考察し、詳細に記録することを日課とすべきである。これらをまとめて一つの本を作れば、自分のみならず、病人にとっても大変有益となろう。

・患者を大ざっぱな診察で数多く診るよりも、心をこめて細密に診ることの方が大事である。自尊心が強く、しばしば診察することを拒むようでは最悪な医者と言わざるをえない。

・不治の病気であっても、その病苦を和らげ、その生命を保つようにすることは医師の務めである。それを放置して顧みないことは人道に反する。たとえ救うことができなくても、患者を慰めることを仁術という。片時たりともその生命を延ばすことに務め、決して死を言ってはならないし、言葉遣い、行動によって悟らせないように気をつかうべきである。

・（患者が負担する）医療費はできるだけ少なくすることに注意するべきである。たとえ命を救いえても生活費に困るようでは、患者のためにならない。特に貧しい人のためには、とくにこのことを考慮しなければならない。

・世間のすべての人から好意をもってみられるよう心がける必要がある。たとえ学術が優れ、言行も厳格であっても、衆人の信用を得なければ何にもならない。ことに医者は、人の全生命をあずかり、個人の秘密さえも聞き、また最も恥ずかしいことなどを聞かねばならないことがある。したがって医師たるものは篤実温厚を旨として多言せず、むしろ沈黙を守るようにしなければならない。賭け事、大酒、好色、利益に欲深いというようなことは言語道断である。

・同業のものに対しては常に誉めるべきであり、たとえ、それができないようなときでも、外交辞令に努めるべきである。決して他の医師を批判してはならない。人の短所を言うのは聖人君子のすべきことではない。他人の過ちをあげることは小人のすることであり、一つの過ちをあげて批判することは自分自身の人格を損なうことになろう。医術にはそれぞれの医師のやり方や、自分で得られた独特の方法もあろう。みだりにこれらを批判することはよくない。とくに経験の多い医師からは教示を受けるべきである。前にかかった医師の医療について尋ねられたときは、努めてその医療の良かったところを取り上げるべきである。その治療法を続けるかどうかについては、現在症状がないときは辞退した方がよい。

・治療について相談するときは、あまり多くの人としてはいけない。多くても三人以内の方が良い。とくにその人選が重要である。ひたすら患者の安全を第一として患者を無視して言い争うことはよくない。

・患者が先の主治医をすてて受診を求めてきたときは、先の医師に話し、了解を受けなければ診察してはいけない。しかし、その患者の治療が誤っていることがわかれば、それを放置することも、また医道に反することである。とくに危険な病状であれば迷ってはいけない。

長与専斎は洪庵の教えをかたく守り、その著を読みふけっていたであろう。

長与専斎の衛生行政

明治七年に布達された医制は近代日本の医療・衛生の進路を示す体系的衛生法規であっ

た。医制の立案には相良知安、永松東海、長与専斎等が主導的に関与したとされている。

その概要は、
・医制（全国衛生行政機構の整備）
・医学校（西洋医学に基づく医学教育の確立）
・医師（医術開業試験と医師免許制度の樹立）
・薬舗（薬舗開業試験と薬剤師免許制度の確立、及び薬物の取り締まり、薬事制度の確立）、七六か条より構成されていた。
専斎が岩倉遣外使節団に随行することが決まった時、西欧諸国における医学教育制度を調査することが期待されていた。

徳川幕藩体制下の医師の制度には統一されたものがなく、不当な診療行為がまかり通り、医療環境は著しく荒廃していた。

江戸時代、医師に免許制度はなかった。薬箱をかついで歩けば医師として通った。

まずは医師を養成するための教育制度を整えることが必要であった。

医学教育の課程が整備され医師免許制度の導入も進められた。

また薬舗の資格化も進められ、医師と薬舗の分業も進められた。

「国民の健康保護すなわち衛生」事業をおこなうためにも国民の健康が害された時に施

される医療の担い手の整備が必要不可欠であったのである。

医制では中央政府にあって全国の医政を文部省において統括され、健康保護事業を進める衛生行政権を文部省が保有した。その下に、各地方の衛生問題を所管するため、全国を数所に分かち衛生局を設置した。

各府県には医務掛を置き、さらに各地方に医師や薬舗主、家畜医から選出される医務取締を設置した。

医務取締の役割は、各地域の慣習や衣食住の模様を観察し健康上支障となる行動が住民にみられる場合や流行病が発生したときにその被害状況などを速やかに医務掛、衛生局に報告することであった。

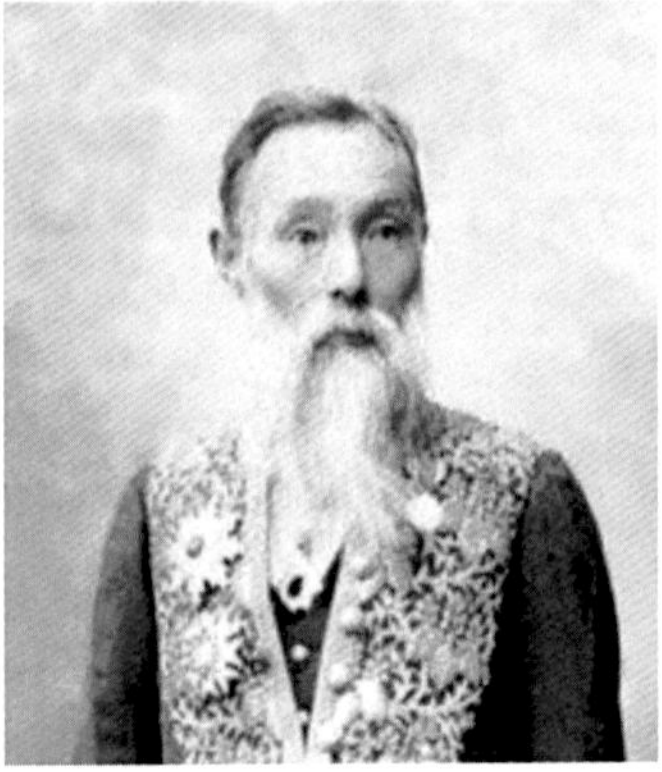

長与専斎（晩年）

明治八年、衛生行政は文部省から内務省に移管した。健康保護事業は地方行政との協働が不可欠なものであるから地方行政を管轄する内務省に移管されたと思われる。

初代内務省衛生局長に就任した専斎は、明治九年、アメリカ合衆国において独立百年万国博覧会の開催にあわせて開かれる万国医学会に参列するために渡米した。

合衆国に到着した専斎は各都市の衛生局を視察した。

専斎がアメリカ衛生行政において注目したことは貧民施療すなわち病院建設と衛生統計がアメリカでは重視されていることであった。

十九世紀のアメリカは度重なるコレラの大流行により衛生制度の覚醒をせまられていた。一方イギリスでは十九世紀中葉にエドウィン・チャドウィックらの活動により衛生制度の飛躍的発展を遂げており、アメリカの衛生行政はイギリスのチャドウィックモデルを参考にしていた。

コレラの大流行により、衛生状態を把握するべく衛生統計が重視され、病院、上下水道の整備が推進された。また水質の検査や食品の衛生管理などが地域レベルでも推進された。

日本でも明治一〇年コレラが流行した。

明治一〇年は西郷隆盛による西南戦争が勃発した年でもあった。

コレラは西南戦争の凱旋兵の東進と共に広がっていった。

西南戦争が終結した明治一〇年一〇月、アメリカ視察を終えた専斎が、当時、内務卿の職にあった大久保利通に提出したのが「衛生意見」である。

「衛生意見」で専斎は介達衛生法と直達衛生法の二つの衛生法を述べている。

介達衛生法は医師や薬舗の国家による管理を実現するための取り組みであった。

直達衛生法は伝染病の流行など住民の衛生問題への対応を進めることであり、貧困者の施療、伝染病予防、衛生統計の作成、飲食物や上下水道の整備管理、検疫方法、種痘、埋葬管理、家畜の管理、寺院、劇場、借家等集会場建築物の管理が想定されていた。

専斎はこの二つの衛生法を軸にして、かつ地方の実情に十分配慮して段階的な衛生行政（自治衛生）の定着を目指した。

コレラはコレラ菌（Vibrio cholerae）で起こる伝染病で、もともとインドの風土病だったが十九世紀に世界各地に感染拡大した。日本で初めて流行したのは江戸時代後期の一八二二（文政五）年、ついで幕末の一八五八（安政五）年であった。コレラ菌に汚染された水や食品を介して経口感染すると、激しい嘔吐、下痢が突然始まり、脱水症をきたし、瞬く間に死に至るため、「三日コロリ」とよばれ非常に恐れられた。

明治維新以降にあっては明治一〇年の流行が最初で患者数一万三八一六人、うち死者数は八〇二七人であった。

しかし明治一二年コレラの感染は爆発的拡大を示した。患者数一六万二六三七人、うち死者数は一〇万五七八六人を記録した。

その後明治一五年・一九年・二三年・二八年と数年おきに流行している。

専斎は衛生行政の整備がまだ整わない状況でコレラ禍に立ち向かわなくてはならなかった。

明治四（一八七一）年に外国人教師として赴任したレオポルト・ミュルレルが、当時神田和泉町にあった医学校兼病院の状況を、「学校や病院があった所は物凄く大きな屋敷跡（旧大名屋敷）で、排水口が不十分で堀に屋敷の水が流れ込むので堀に溜まった水は悪臭を放っている」とその劣悪な衛生環境を述べている。

人々は汚染された井戸水等を介してコレラに感染していった。

明治新政府にとり、コレラ感染拡大を抑えるためには上下水道の整備が急務であったことが十分に推測される。

コレラ禍に対応するために、内外の医学者（医学者、軍医、侍医、外国人医師等）を集めて「中央衛生会」とし内務省中に設置することとした。その主な任務は医学学術上の知見を踏まえた伝染病対策を内務卿に提示することであった。中央衛生会は常設化され後に、化学・工学の専門家も集められた。

また地方行政においても「地方衛生会」が設置された。

ここに衛生政策を考案（議スル）する衛生会と衛生政策を執行（行フ）する内務省衛生局・府県衛生課・町村衛生委員の分業が確立されたのである。

府県衛生課は内務省、地方長官、地方衛生会の判断を仰ぎながら衛生行政実務を執行することが求められた。
府県衛生課が所管した管内衛生ノ事務内容は、
第一　医事取締ノ事
医師や薬舗の開業、閉業や毒薬・劇薬・贋敗薬等を督察すること
第二　飲食料取締ノ事
飲料水の検査、水道の位置および構造、水源の掃除方法、腐敗贋造食品、顔料・染色料の取締りをおこなうこと
第三　清潔法注意ノ事
道路、溝渠、厠等の掃除及び修繕方法を設けること
第四　病災予防ノ事
コレラ等の伝染病の発見及び予防や消毒法、あるいは住民の隔離に関する当否の検察をおこなうこと
第五　窮民救療ノ事
公立・私立病院・貧院・棄児院等の設立を計画すること
第六　統計報告ノ事

人口や病院等の設置状況、種痘を受けた者の数、医師や薬舗、産婆の状況に関する統計を作成し内務省衛生局に報告すること

第七　雑件

職業・習俗と衛生問題との関連を調べること、鉱泉の性質・効能を調べること、天然の薬物の有無を調べること、地方衛生会の求めに応じ、必要な情報を郡区・町村より徴収すること

これら府県衛生課の所管事項を町村で実施するために「町村衛生委員」が新設された。

医学等学術上の知見が「中央衛生会」や「地方衛生会」の議を経て政策化されると、内務省、府県、そして郡区町村はそれを実施することが求められた。こうして医学や衛生学等の科学知見を有する有識者が衛生政策の立案や執行に携わる仕組みづくりが進められた。

コレラ対策は専斎にとって喫緊に対応しなくてはならない問題であった。

コレラ対策として必要なことは土地の清潔、上下水道の整備を実現することであった。

コレラ菌に汚染された水から土地を守り、清潔な飲料水を確保し、下水を排除すること

が求められた。

専斎は、この水の管理、すなわち「衛生工事」を推進する。

専斎の考えでは、コレラ対策としての検疫消毒は「病毒既発後ノ処置」であり「姑息法」と位置づけられる一方で、「衛生工事」は「百般衛生事業ノ本体基本」「真正ノ予防法」であった。手始めに帝都東京の上水道整備が進められた。水道の整備は人々の健康増進と伝染病予防はもちろん、都府の美観、生活の快楽、防火にも役立つものと考えられた。

明治二三年、水道条例が制定され水道は公設事業であることが示された。また、水道の給水を受ける者に水質水量ノ検査を市町村長に請求することが認められたと同時に水道細管設置費用は給水を受ける者が負担することも示された。衛生工事を遂行するにあたり住民側の理解責務（自治の精神）も求められたのである。

専斎は、衛生の意義は「健康保護」と「富の発達の保護」であり、伝染病対策には飲料水を改良する必要があるとした。そしてそれは行政・自治体の責任だと考えた。

自治体は単に自治区の行政事務を処理していればよしとされるのではなく、人民の健康を保護することも責務であるとした。

また、衛生国家を実現するためには行政官僚や医師の活動だけでなく、住民自身の健康増進に向けた自覚も求められねばならないと考えた。

「官」と「民」の協調なくしては人々の健康保護は実現しないと専斎は考えていた。そして「官民ノ融和（国民の衛生への理解浸透）」の必要性から大日本私立衛生会（日本公衆衛生協会の前身・母体）を設立した。

水道条例は専斎の考えが具現化したものといえよう。

水道条例が制定された翌年、生来多病であった専斎は体調を崩したこともあり、後事を後藤新平に託し衛生局長を退任した。

専斎は、医学等諸科学を行政活用（政務的運用）することにより国民一人一人の健康を保護し人々の「無病長命」を図らんとしたのである。

適塾以来の友である福澤諭吉は専斎の功績を称えている。

君は医家に生れて医を学び医を事とすと雖も直に患者を医するの医に非ずして日本国の医を医するの医なり君の医業大なりと云ふ可し

後藤新平と自治衛生

安政四（一八五七）年、陸中胆沢郡塩釜村（岩手県水沢市）に生まれた後藤新平は、須賀川医学校に学び医師となり明治一四（一八八一）年、愛知県病院長兼愛知医学校長となった。海外の医事制度を調べるうちに新平は、次第に疾病の治療だけでなく、その予防に関心を抱くようになった。

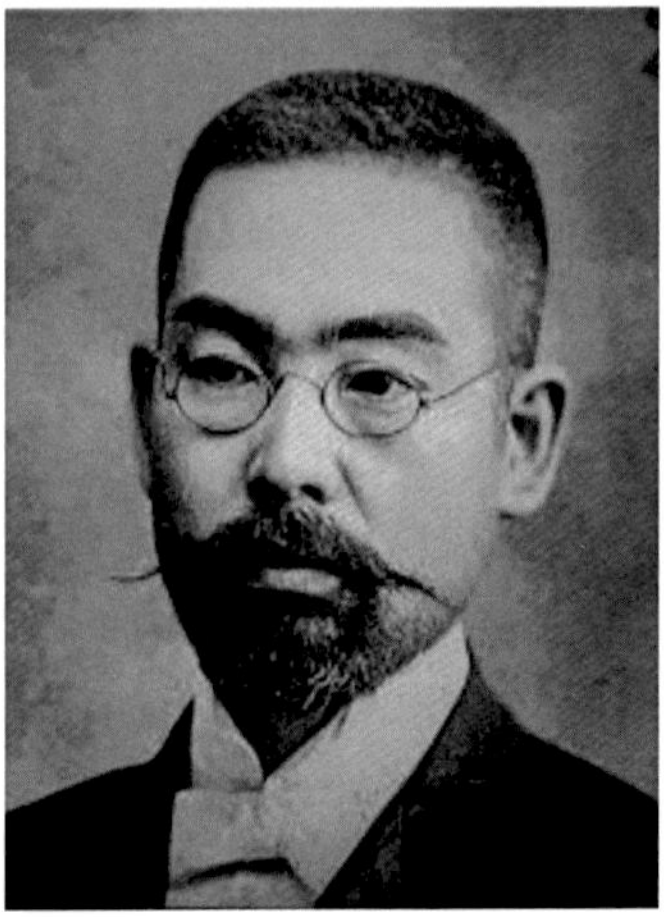

後藤新平

新平は、住民の健康保護を担う医官（新平の言葉でいう健康警察医官、衛生警察）の創設の必要性を愛知県令を通して内務省に建言した。

新平はこの医官を通じて医学と国家行政の連携を実現し疾病の予防を図らんとした。

また医師会の前身ともいうべき「愛衆社」という組織を立ち上げ、県下の医師を集め、住民への健康思想啓蒙活動をおこなった。

こうした建言や活動が専斎の眼にとまり、明治一六（一八八三）年、後藤新平は内務省衛生局に入局する。

衛生官吏の道を歩み出した新平は、地方の衛生事情を視察した結果、地方の民情風俗に十分配慮した「自治衛生」の必要性を感じるようになる。

医学をはじめ諸科学に裏打ちされた衛生行政は住民の意識と風土に立脚してはじめて実効性が確保されるとし、「衛生警察（医官、行政）」と「自治衛生」の相互補完が重要であるとの認識に至った。

新平は自著『衛生制度論』の中で、
衛生制度ヲ実施スルニハ、世態、人情、風俗、職業ノ変遷ト比照シテ考察ヲ加フヘキコト
と述べている。

伝染病の蔓延を阻止するには衛生警察力（行政、医官）による統制には限界があり民衆の協力が不可欠であった。

後藤新平は民衆の健康保護（日常生活諸般にわたる清潔さへの配慮）に対する啓蒙に腐心し自治衛生の進展に努めた。

十九世紀中葉〜二十世紀初頭におけるイギリスの公衆衛生行政

長与専斎が明治日本の衛生行政のお手本とした国がアメリカ合衆国であった。そのアメリカ合衆国が自国の衛生行政のモデルとして参考にした国がイギリスであった。十九世紀中葉のイギリス公衆衛生行政に大きな影響を与えたのがエドウィン・チャドウィック（Edwin Chadwick 一八〇〇―一八九〇年）であった。

チャドウィックは救貧法改正（一八三四年）や公衆衛生法の制定（一八四八年）をはじめ十九世紀中葉のイギリスの公衆衛生行政改革に広く関わった人物として知られる。産業革命期以降のイギリスでは、都市化の進展にともない衛生状態の悪化や感染症の蔓延がみられた。チャドウィックは、コレラのような流行病を予防するためには、あらゆる地域の、貧しい人も豊かな人も含めた、すべての人たち（人口の全数）を対象にした予防の体制を構築せざるを得ないと考えた。そのために政府が衛生環境の改善に積極的に関与すべきことを主張した。

一八四二年に提出した「大英帝国における労働者階層の衛生状況に関する報告書」で

チャドウィックは、下水施設の不備が不衛生な環境をもたらし、さらには、下水がその機能を果たすために必要な給水の欠如が伝染病の発生、高死亡率、低平均寿命と密接に関連していると述べている。

そして、伝染病による労働者の早期死は、年々の労働力の損耗という経済的損失をもたらしたと分析した。

また、伝染病は適切な行政上の措置を怠った場合に発生したとし法律や行政組織の不備を指摘し、給水と改善された下水設備、排水や街路および住居の清掃という土木技師の支援による予防事業を主張した。

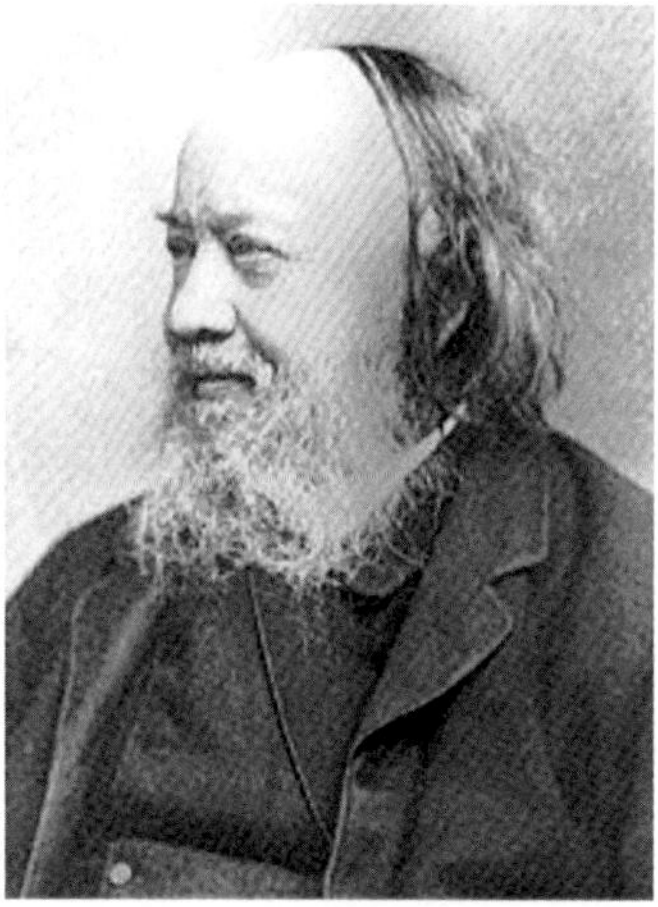

エドウィン・チャドウィック

チャドウィックは、現存の行政組織（当時、衛生問題を統合して管轄する機構がなかった）の欠陥を除去し、上下水道体系を実施するためには、単一の衛生行政組織の設立が必要であると訴え、伝染病流行の原因を除去するための予防的措置として土木技術や有機化学にうらづけられた環境改善策を主張した。

一八四八年、公衆衛生法が成立し中央衛生

局が設置されチャドウィックはその新組織の委員の一人になった。公衆衛生法の実施にともない地方には衛生委員会が設立されることになった。

しかし、チャドウィックの改革は多くの既得権者からの反対にあい最終的には挫折する。チャドウィックの改革が挫折した理由はいくつかあげられる。

従来からの地方の衛生行政組織官吏たちは組織統合による人員整理を恐れた。

公的上下水道整備（常時給水）により利潤が低下することを私企業の水道会社は恐れた（多くの私企業の水道会社は当時、一日のうちの限られた時間しか給水していなかった）。

莫大な事業費からの納税負担の増加。

上下水道工事事業の進展は遅々として、チャドウィックが思うように進まないでいた。ロンドン郊外南東部にあるクロイドン（Croydon）では一八五一年、大部分の水道工事が完了していたが、折しも一八五二年、腸チフスが発生した。

しかも上下水道を最初に完備した富裕階層に流行した。

このことから伝染病は上下水道工事の実施中もしくは実施後に発生したものとみなされた。一八五三年、政府によるクロイドン事件調査委員会は、中央衛生局が主導したパイプ方式の上下水道設備の不備（汚物や堆積物によるパイプの閉塞、破損）を指摘し伝染病の発生をパイプ方式固有の欠陥によるものとみなした。

伝染病の原因を除去するために行った環境整備事業がかえって伝染病を誘発したとみなされることによりチャドウィックの改革は頓挫し、彼は職を辞することになった。

チャドウィックは伝染病流行問題の解決策が環境整備（上下水道の整備）にあるとし、土木技術者という専門家主導の衛生行政を強行した。このことは納税者はじめ利害関係者の反発を誘発した。官と民の融和に対する配慮不足もチャドウィックの改革が挫折した原因であったと考えられている。しかし、チャドウィックが推進した疫病予防策としての衛生環境改善事業は当時の世界に広く大きな影響を与えた。

その後、ジョン・シモン（John Simon　一八一六―一九〇四年）を中心に衛生改革は修正されていく。シモンはチャドウィックの専制主義的な手法を排し、官と民をどのように両立させていくかを模索していく。一八七一年地方行政法と一八七二年公衆衛生法により全国の各地方議会が地方衛生当局として指定され、各自治区内の衛生改善を担うようになった。

地方衛生当局は保健医官（Medical Officer of Health）の任命を義務づけられた。

保健医官は、医師としての専門的見地から地方衛生当局による衛生政策策定を助言し、また吏員を指揮してその施行にも責任をもつ地方衛生行政の主任行政官であり、予防医療の担い手であった。

保健医官は地方議会の被雇用者であり、その活動は地方議会の承認を必要とした。つまり地方議会（立法機関）が衛生行政の活動領域を策定していたのである。

中央政府では、地方衛生当局を指導・監督する中央機関として地方行政庁（LGB：Local Government Board）が設置された。地方衛生当局には各自治区の国情に応じて衛生行政をおこなう自治裁量が確保されていた。

地方行政に自主性が芽生えるにつれて、衛生行政の主眼は、上下水道の整備など衛生環境の改善を通した伝染病予防から徐々に個人向け医療提供の供給へと変化していった。行政が国民一人一人に医療（無料公的医療）の提供を積極的におこなうという考えが広まった。

イングランド南部ブライトン市の保健医官をつとめたアーサー・ニュースホーム（Arthur Newsholme）は一九〇八年以降ＬＧＢ主任医官として中央保健行政の主導的存在となる人物で、一八八八年から一九〇八年までブライトン市衛生当局で有能な活動を果たした。

ニュースホームは衛生巡視活動をおこなう吏員（公害巡視官）の質を向上させ、また人員を増やした。公害巡視官たちは日常的に市内各戸を巡回し、衛生上の問題の発見につとめた。巡視の焦点は、建物の水まわり（台所、便所、排水）や換気設備など建物構造上の不備、不衛生の放置、過密居住の有無、食肉関連施設（食肉処理場、加工場、販売店）の衛生状態、急性感染症患者の患家訪問などであった。

一八八九年、地方衛生当局が感染症患者の発生をより網羅的に把握するための「感染症届出法」が成立している。

ニュースホームは感染症患者が隔離施設に入院しやすいように隔離施設では、入院料の無料化、手厚い看護、栄養のある食事提供、衛生管理教育（食事や生活習慣の改善方法、他人へ感染を防ぐ方法など）をおこなった。患者は、人前で咳をする際の注意、痰の処理の仕方など、施設退院後も入院中に身につけた習慣を持続するよう衛生教育された。

また感染症の早期発見のため、経済的理由で医師にかかれない低所得者層のための無料篤志《とくし》病院外来をつくった。低所得者層の患者は、しばしば経済的理由から医療にかかることを忌避するため、診断・治療が遅れてしまい、患者は自身が罹患していることを自覚していても受診せずその間に他者へ伝染させてしまう。診断時にはすでに病状が深刻になり回復が困難になる。結局労働復帰ができずさらなる貧困に陥ってしまう。

こうした病気と貧困の悪連鎖を断ち切るためニュースホームは、体調が悪くなった場合、低所得者であってもすぐに医療にかかれるよう、公的な無料医療サービスを拡充することを提言した。

ニュースホームの活動は現代のイギリス医療制度、ゲートキーパー機能が非常に強い税方式保健医療サービスに通底している。


話を元に戻そうと思う。

クルーズ船

新しい年が明けた二月、僕らの国のある港にクルーズ船が停泊した。巨大な氷山のような船だ。

僕が勤務し居住している街からそんなに遠くない港だ。

その船は一月に同じ港を出港し太平洋のいろいろな港を経由して二月に帰港した。出港して一週間後に外国のとある港に下船した乗客の一人が発熱し新型ウイルスに感染していることがわかった。その時、クルーズ船はまだ海の上を航行している。

一週間後には僕らの国の港に帰港する予定になっていた。

もちろん保健衛生院はこの情報を把握していた。

船が港に帰ってきて臨船検疫が始まった。

船の中には乗客・乗員あわせて三千人いる。ウイルス遺伝子検査を全乗客・全乗員におこなったところ船内には一〇人の感染者がいた。検査陽性者は全員、近隣医療機関に搬送された。この時点で検査陰性者二九九〇人をそのまま船内隔離させておくと、密な船内で感染拡大することが十分に予想されたため、検査陰性者の乗客・乗員全員を下船させ停泊港近くに建設された隔離保養施設で健康観察する対策がとられた。

各人に二週間の健康観察と複数回の遺伝子検査が定期的におこなわれた。当初、検査陰性であった乗客・乗員のうち数十名がその後、感染し、多くが発症したことが判明したが、幸いにも死亡者はでなかった。

僕が勤務している病院でもクルーズ船乗客で感染した者数名を随時受け入れ入院観察することとなった。僕は一名の患者を受け持ったが幸いにも無症状で二週間経過され遺伝子検査で二回連続陰性が確認されたため退院し母国に帰国された。

治療はマオウ成分が含有されている漢方薬を処方しただけである。マオウには体を温めて自然治癒力を高める作用がある。新型ウイルス感染症にマオウが有効であるかいなかはわからないが僕の患者は発症せず退院された。

同僚医師が受け持った患者の中には短期間に重症肺炎を起こしたり脳梗塞を起こしたり重症化する患者がいた。未知のウイルス感染症だから治療は手探りだ。研修医に聞いてみた。

「ウイルスってヒトに感染して、その後、どうなるの?」

「ヒトの細胞に侵入して細胞の中で増殖します。」

「そうだね。もっと詳しく言うと、ウイルスはエンベロープという殻の中に遺伝子が入っている微生物。ウイルスそのものは自分自身では生きられない。ヒトの細胞の中で寄生しないと生きられないものなんだ。ヒトの細胞膜に吸着して殻を脱ぎつつ細胞の中に侵入し、遺伝子をヒトの細胞内に入れる。そしてヒト細胞内の核を利用して遺伝子が複製されタンパク質が合成される。その後、細胞内でウイルス粒子が形成されそしてヒトの細胞からさらに増えた状態で出て行く。侵入・脱殻・遺伝子複製・タンパク質合成・出芽の過程を経て増殖を繰り返すんだ。」

「あっ! 思い出しました。」

「とりあえず今は、他のウイルス感染症で有効性と安全性が確認されている既存の抗ウイルス薬を代用して治療をしていくしかないと思う。一つの抗ウイルス薬で効果が乏しければ数種類の抗ウイルス薬を併用したほうがいいかもしれない。なぜだかわかる?」

「う〜ん。一種類の薬だけだといつか効果がなくなっちゃうから。」

「そのとおりだね。抗ウイルス薬を一種類だけ使用し続けるといずれウイルスはその薬に対して耐性をもってくる。耐性ウイルスの出現だね。また抗ウイルス薬治療にも副作用はあるからね。投薬経路も経口・吸入・点鼻・点眼・静脈内投与、といくつかあるといい。当面は、一種類の抗ウイルス薬服用グループと無治療グループとの臨床試験を蓄積する。作用機序の異なる何種類かの有効な抗ウイルス薬とワクチンがみつかるといいね。これはこれからの人類の課題の一つだ。」

三月、僕は後ろ髪をひかれる思いで退職した。後ろ髪……新型ウイルス感染症の治療法がみつからなかったから。

しかし開業の準備をすすめなくては。世の中は騒然となり戦々恐々としてきている。マスクや消毒液、グローブなど標準感染予防策に必要な備品が需給逼迫のため全く手に入らないのですぐには開院できないでいたが日を重ねるうちに少しずつ手に入るようになった。

六月、ようやく開院できた。

保健衛生院

その後、僕らの国では新型ウイルスによる感染者はほとんどみられなかった。外国によっては新型ウイルスが大流行している国もあった。

時が過ぎた。どれだけ細心の注意を払い検疫をおこなっていても人の往来がある限りいずれは新型ウイルスが国内に再び侵入することは十分に予想された。

保健衛生院は来る疫厄に備えて対策を迅速に進めた。また新型ウイルスが流行している諸外国から多くを学ぼうとした。

感染拡大の封じ込めに成功したと考えられる国の疫病対策の共通点は、厳格な入国規制、早期の全数検査、感染者の早期発見隔離、極初期におこなわれた厳格かつ限定的な都市封鎖、そして政府の積極的な情報公開と国民との偽りのない対話であった。また感染者に対する優しい心を持つ国民性、感染者を守る国家国民意識の強さであった。

保健衛生院は国会直属の公衆衛生立法機関だ。

その存立は憲法によって規定されている憲法機関だ。

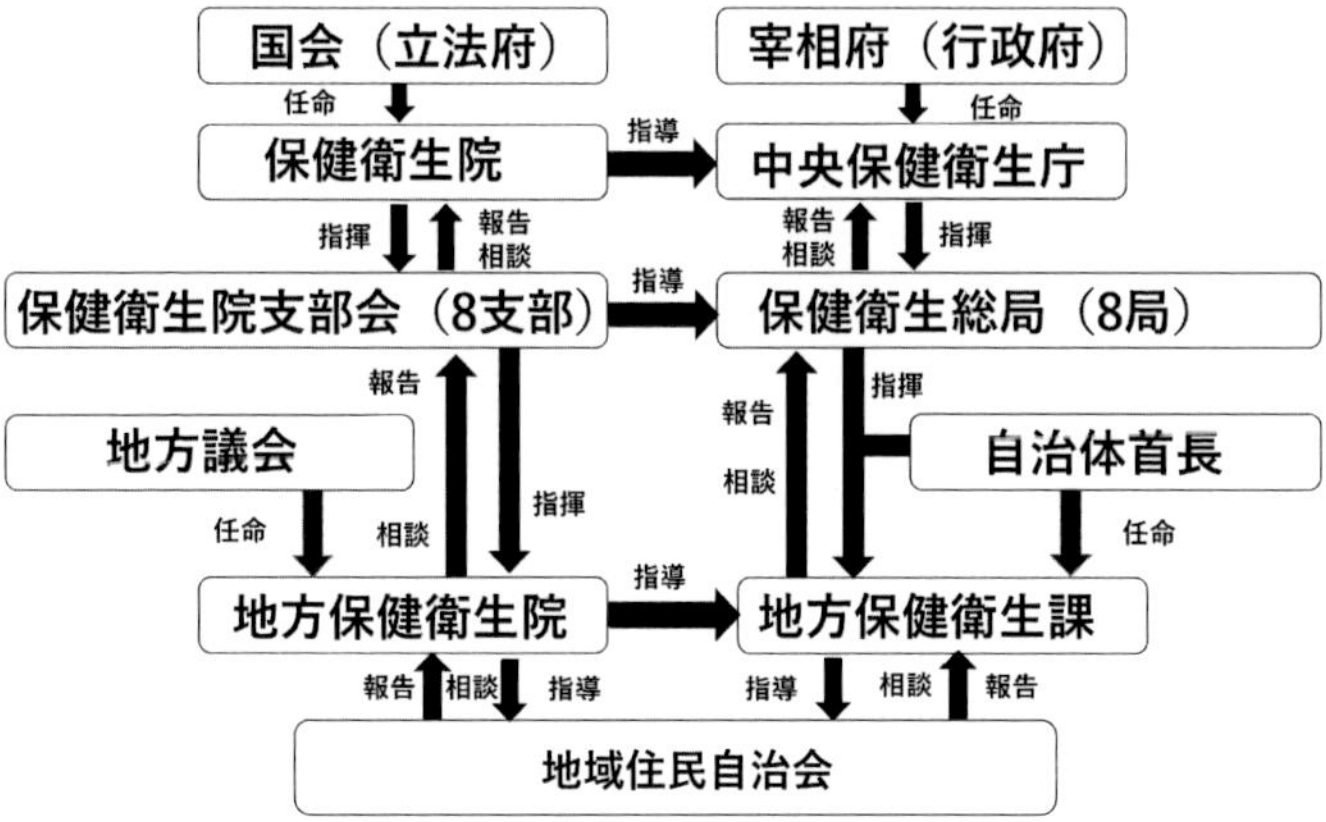

保健衛生院（構想図）

時の政治勢力の横暴な思惑により解体廃止されないためにも保健衛生院は憲法機関となっている。世界に誇れる僕らの国の平和憲法に、国民の生命健康保護の目的で保健衛生院は加えられ創られた（衛生創憲）。

保健衛生院の人事は国会同意人事になっており、構成員（国内外問わず）は医学者、臨床医師、看護師、情報工学者、建築工学者、理化学者、法律家、統計学者、等からなっている。

保健衛生院の責務は、

「国民一人一人の健康を保護しその生命を守衛し、人生における疾病罹患を予防し取り除き、国民の健康長寿を完うするための施策を立案立法化し行政機関を指導する」ことである。

その知的本源は医学に立脚し、理化学、統計、情報工学等の諸科学を包容して立法化し運用を推進する。保健衛生院は疫病の予防感染制御はもちろん、衛生統計管理、病弱者の救済（医療提供）、空気・土地・海水、上下水道の清潔、医療機関・市街家屋の建築方式、医学・看護・薬学の教育、薬事審査、臨床試験審査、など国民の健康保護と国民の生命を守衛する領域すべての施策を立案立法化する。

保健衛生院の下部組織として全国を八ブロックに分割した八つの保健衛生院支部会が設置されている。また各地方自治体の地方議会にそれぞれ地方保健衛生院が設置されている。

保健衛生院が考案し立法制定されたことを執行する衛生行政機関として、宰相府の下に中央保健衛生庁が設置され、その下部組織として全国を八ブロックに分割した八つの保健衛生総局が置かれている。そして各地方自治体にはそれぞれ地方保健衛生課を配している。

住民自治会と地方保健衛生院と地方保健衛生課は密に連携し相互協働に努めている。

地域住民からの意見、要望、報告を吸い上げると同時に保健衛生院の考えを住民に普及浸透させることから始め、衛生立法と衛生行政と衛生自治の三位一体相互補完により疫病を退治することを目指した。

保健衛生院が着手立案したことは、

・入出国検疫体制の強化
・新型ウイルスの特性解明と治療薬、ワクチンの国内開発
・隔離保養施設の拡充
・疫学調査兼診断目的のための検査体制の拡充普及並びに衛生統計の整備
・医療提供体制の拡充確保
・感染者とその家族、遺族の生活援護
・感染拡大防止のための集会規範策定
・衛生建設の推進
・衛生自治の啓発
・国民への啓蒙広報発信

であった。

入出国検疫体制の強化

海外からの入国者は症状の有無にかかわらず全員にウイルス遺伝子検査をおこなう。

初回の検査結果が陰性であった者でもウイルスの潜伏期間（一～一四日）を考慮し一四日間の隔離施設入所とし健康観察と複数回検査を施行し陰性を確認した上で入国を許可する。陽性者は重症度に応じて陽性者専用隔離保養施設、近隣医療機関に入院していただき療養治療する。

出国者は出国前一四日間に複数回遺伝子検査をおこない陰性を確認した上で出国を許可する。

新型ウイルスの特性解明と治療薬、ワクチンの国内開発

まずは新型ウイルスの特性をみきわめる。

調査するうちに、新型ウイルスの特性として、飛沫感染、接触感染が主な感染経路であるが空気感染の可能性もある、平均潜伏期間五日、発症二日前から発症後一〇日頃まで感染力がある（感染可能期間）、感染者の約二〇％が入院治療必要な病態に移行、うち約五％が重症化し約二％の致死率、変異しやすい（二週間に約一回の頻度）、ことがわかった。

治療薬の開発には時間がかかるが、一種類の抗ウイルス薬投与だけでは、後々耐性ウイルスが出現することが予想されるため、作用点の異なる複数の抗ウイルス薬の開発を進める。

治療薬が開発されるまでの期間は、漢方薬はじめ対症療法を積極的に使用することとし、また既存の抗ウイルス薬（安価で安全性が確認されている薬剤）による代替治療を模索する。

ワクチン開発は、従来長年普及し有効性と安全性がすでに確立している他の病原体発症予防既存ワクチンと同程度の、有効性（免疫原性が確認され臨床試験での有効率が高い）かつ安全性の高い（他の病原体発症予防ワクチンと比較し接種後重篤有害事象の発生頻度が同等もしくはそれ以下）国産ワクチンの開発を目指す。

海外製造された新規ワクチン接種の国内導入は自国民の健康安全重視の観点からその採

用には慎重にも慎重を重ね、安易拙速な使用は避けることとする。

国内開発された国産新規ワクチン接種にあたり、接種後一か月の期間に重篤な後遺症や死亡等有害事象（副反応）が発生した場合は、副反応の原因（ワクチン接種との因果関係）が不明（評価不能）の場合でも被接種者ならびに遺族に手厚い補償を確保しおこなう。

新規ワクチン接種には接種後副反応出現発生頻度の長期データ不足があるためあくまでも任意接種とする。

新型ウイルスに感染した場合、高齢者や重い基礎疾患を有する者（難病指定患者者や障害認定患者等）ほど重症化しやすいため、ワクチン接種の順番は、高齢者と重い基礎疾患を有する者を優先とする。

集団接種会場で接種をおこなう場合、接種順は生年月日順とし、各行政自治体が当該者に接種日時場所を指定し通知する。接種の進行は一般の高齢者と重い基礎疾患を有する者の並列進行とする。行政自治体が指定した接種日時に接種できない方々のため予備の日時場所をあらかじめ準備しておくこととした。また接種を希望しない方、指定日時に接種できない方にはその旨を行政窓口に返信していただくこととした。

＊免疫原性：ワクチンの有効性の評価方法の一つ。被接種者の血清中の抗体価が感染や発

症を防ぐレベルに達した人の割合で評価する。
＊臨床試験での有効率：ワクチンの有効性の評価方法の一つ。接種群と対照群との発症率の差を比較する。有効率九〇％は非接種群の発症率よりも接種群の発症率のほうが九〇％少なかったことを意味する。

隔離保養施設の拡充

諸外国の事例から感染拡大ピーク時には一日あたり千人に一人の感染者が発生することが推測された。発症二日前から発症後一〇日まで感染力がある病原体であるから感染した場合、約二週間の隔離健康観察が必要である。

そのため準備すべき隔離保養施設数として人口千人あたり一四室は最低限必要である。

感染者を守るため、隔離保養施設には、滋養のある食事提供、温泉等入浴設備、衣服クリーニング、空気除菌装置と空気清浄装置、医療スタッフ、酸素濃縮供給設備、衛生教育資材、通信環境設備などを備える。

手厚い看護と治療、栄養のある食事提供をおこない、入所中に衛生管理教育（新型ウイルス感染症の病態、食事や生活習慣の改善方法、感染を防ぐ方法、など）をおこなう。患者は、施設退所後も入所中に身につけた衛生生活習慣を持続するよう衛生教育をうける。

隔離保養施設の建築様式は、地震、津波、洪水など自然災害発生時の避難施設としても転用できるよう区域区分（ゾーニング）建築とする。

また異性間等のトラブル発生を未然に防ぐため、男性、女性、小児、性的少数者、認知症有症者、での区域区分をおこなう建築様式とする。

加えて隔離保養施設は、発症経過により三棟建築とした。感染力の強さから、発症から一〇日以内・発症一一日〜一四日・発症一五日以降の三棟建築とし患者の区域区分を配慮する。

疫学調査兼診断のための検査体制の拡充普及並びに衛生統計の整備

検査技術の開発を進める（検体採取部位として鼻咽頭、鼻腔、咽頭、鼻汁、唾液、血液、尿、など）。

各自治体に公設検査センターを設立拡充する。

住民から地方保健衛生課に相談があった場合、その場で検査予約に進めるワンストップサービスをおこなう。有症状者・無症状検査希望者・濃厚接触者全員を早期に全数検査する。地方保健衛生課は住民から検査希望の申し出があった場合は断らず全数検査をおこなう。

検査は原則各自治体（地方保健衛生課）がおこない、医療機関の検査業務負担を減らし、医療機関には治療に専念してもらう。また精度の高い統計を得るために営利目的の民間検査は認めない。そして地方保健衛生課、各種検査機関・検査企業には地方保健衛生院に検査結果の届け出を義務づける。

発熱患者が医療機関に来院して当該医療機関で検査から治療までをおこなうことは多くの時間と労力を要し、また医療従事者の感染リスクも高まる。医療機関を受診する前に自治体設立公設検査センターで検査を済ませておけば、患者受診時に医療機関では診察と治療のみをおこなえばよく、非感染症患者の通常医療への圧迫影響も少なくなることが期待される。

救急車搬送を要請された患者には救急隊員がウイルス抗原定性検査（クイックテスト）を現場ですみやかにおこない搬送医療機関を選定できるようにする。

検査陽性であれば感染症対応病院に搬送し、検査陰性であれば感染症非対応病院に搬送依頼する。

治療は医療機関で、検査は行政機関でおこない、検査と治療の分業（検治分業）をおこない医療機関の業務負担を減らす。

保健衛生院は感染者情報を一括して収集し精度の高い統計表をつくる。国内に出没するすべての幽霊（新型ウイルス）を情報と科学と叡智の力で見渡す。

医療提供体制の拡充確保

感染症による死亡を含めて僕らの国での年間総死亡数は人口千人あたり約一〇人。天寿を迎える国民一人一人に医師と病床を準備しておくという哲学理念と過去の医療需要統計経験則から人口千人あたり臨床医師数一〇人、人口千人あたり急性期一般病床数一〇床の配置を保健衛生院は目指している。

そして僕らの国は世界に冠たる医療大国を目指している。

僕らの国のお医者さんは僕らの国の患者さんだけでなく世界各国で病人の診療をしている。貧しい国に出向き、人々にワクチンを接種し感染症発病の予防に努めたり、健康診断やCT検査をおこない病気の早期発見に努め、また病人を診察する。貧しい国では不衛生なコミュニティーが珍しくない。その国の政府と相談し衛生環境の向上に努めたりもしている。また海外から僕らの国に治療目的で来る外国人も多い。海外の人々の診療にかかる医療費は、僕らの国の政府と外国政府が共同で出資している疾病対策拠出金でまかなっている。

世界人類の健康を守ることが僕らの国の使命（国是）になっている。

最も重要な疫病対策は感染症病床の確保と医療スタッフの増員確保である。

新型ウイルス感染者の約二〇％が入院治療必要な病態に移行し、うち約五％が重症化し約二％の致死率になる。入院期間を平均一五日と概算する。感染ピーク時には一日あたり千人に一人の感染者が発生することが推測されているので、無症状者、軽症者ふくめ感染者全員を入院させるとした場合、人口千人あたり一五床／日の感染症病床の確保が必要である。現実には入院治療が必要なのは感染者の約二割なので人口千人あたり三床の感染症病床、さらに重症化対応病床として人口千人あたり〇・七五床の集中治療室と人工呼吸器、人工心肺装置等が必要になる。つまり全国の急性期一般病床総数の三割を感染症病床として確保準備する。

そして感染症治療に対応する医師（総合内科医、呼吸器内科医、感染症内科医、救急救命医）・看護師の増員を計る。また医師・看護師を補助する感染災害医療補助士を創設・育成し医師・看護師の業務負担を軽減する。

感染災害医療補助士は感染症患者の清拭、介護、病床室内消毒など入院診療における患者介護と環境衛生を主に担う。

感染症対応医療機関を後方支援する医療機関も必要であり、全国を八つのブロックに分割した広域地域医療圏を創り各医療圏内での医療機関の連携役割分担を促進する。公的長期療養病院・公的回復リハビリ病院・公的短期療養施設を拡充し、感染者の急性期医療終了後の社会復帰を手助けする。万が一、感染症病床が不足してしまった場合は、民間病院の集中治療室・病棟を公的医療機関（感染症専門医療スタッフの一部を民間病院へ出向させる）が借用し民間病院の医療スタッフと協働して感染症治療にあたる。

感染症医療に従事した民間病院の経営が悪化破綻した場合には赤字補填あるいは国有化をおこない医療従事者の雇用と地域医療存続を確保する。

難民、路上生活者、無保険者など一般医療機関で診療困難な感染症患者を主に診療する公設無料診療所を創る。また、なんらかの理由（障害があり自宅外に移動できない、家族の介護があり施設入所できない等）で自宅療養を余儀なくされた無症状病原体保有者・発症者の健康観察のため地方保健衛生課職員が地域の診療所に出向し医師と一緒にテレビ電話等診療観察をおこない医師が必要に応じて処方する。感染者には必ず医療の眼が届くようにする。

全国大学医学部募集定員数の増加、看護学部・看護学校の募集定員数の増加をおこない未来の医療看護を担う人材を育成する。

日中就労者にも将来、医師、看護師への道が開けるよう夜間教育機関制度を設ける。

未来の人材創出のため並行して少子高齢社会を是正する家族政策を推進する。

感染症医療は、その業務が雑多繁忙をきわめることが常である。

疫病制御対策のための医療提供体制として分業制度を推進し業務の交通整理をおこなう。

・検査―自治体公設検査センター、地方保健衛生課
・診断と治療―医師、感染症対応医療機関
・看護―看護師、感染症対応医療機関
・介護と環境衛生―感染災害医療補助士
・社会復帰―公的長期療養病院、公的回復リハビリ病院、公的短期療養施設、感染症非対応医療機関など

これらの分業制度を相互連携しながらおこなうことで医療従事者の業務負担軽減と業務の集中効率化が期待される。

感染者とその家族、遺族の生活援護

感染者が失職した場合の新たな職場提供（就労支援）、感染患者遺族への職場提供（就労支援）など生活援護と特別年金制度創設をおこなう。

感染者は地域社会から、理不尽な差別視、誹謗中傷、退職勧告を受けることがあり、そのため病状回復後に職場復帰ができない事例出来《しゅったい》が予想される。

感染者が失職した場合、臨時（嘱託）で公的な職場を提供する制度を整備し防貧を図る。

行政機関は土日祝日なく毎日日中開庁し国民への行政サービスを充実させる。

また毎日開庁することにより役所に赴く住民の密集緩和が期待される。

毎日開庁するためには公務員（吏員）の増員も必要になる。

そのため、新型ウイルスに感染しその後、体調は回復したものの失職を余儀なくされた人々を吏員として採用することを進める。

また感染者の遺族婦女子の生計・教育環境が成り立つよう支援する。

感染拡大防止のための集会規範策定

各種イベントなどがおこなわれる集会場では、手指消毒・換気の徹底と入場者はマスク着用を義務とし、人と人との間の距離（身体的距離）を一メートル以上あけるよう入場者数制限をおこなう。

ただし運動時は集会場内でもマスクの着用はさせない。マスク着用のまま運動すると低酸素状態になり生命の危険が生じるため、運動時はマスクを外させ、身体的距離を保って運動することとする。

いかなる環境でも身体的距離を保つことと室内換気（空気の清浄）が最も重要であり、身体的距離が保てない環境ではマスク着用と室内換気が感染防御にすぐれた有効な手段である。

経済的損失、失業者の増加、経済困窮自死の増加を防止するため、経済活動時間（開催営業時間）の短縮はおこなわないこととする。

広義的に集会場内では、開催営業時間の短縮はおこなわず、身体的距離の確保ならびに感染対策環境設備（換気・消毒）を重要視した。

ただし、海外から多くの渡航者が入国し大勢の人が集う大規模なイベントは延期もしくは中止する。

経済社会活動の制限措置よりも、検疫、検査、隔離、医療提供体制の拡充整備を最優先とする。

衛生建設の推進

新型ウイルスは空気感染の可能性がある。

新鮮な空気環境が感染拡大を防ぐ有効手段と思われるため各市街家屋・集会場施設・医療機関等建築物に空気除菌装置と空気清浄装置、酸素濃縮供給設備の設置を推進する。

人体内に摂取される空気、食物、飲料を清浄清潔にすることが感染制御対策の要である。

また感染症罹患で死亡された方たちのための公設墓園を建設拡充するとともに葬儀料の補助もおこなう。

衛生自治の啓発

地方保健衛生院と地方保健衛生課は、教導職・住民自治会と連携して地域住民への感染症知識の普及に努める。住民自治会は自発的にマスク・消毒液・ビニール手袋・酸素濃縮供給装置など感染対策物品の備蓄に努める。国民一人一人が自ら感染防御のあり方を考える習慣をもつよう啓蒙に努める。

また地域住民自治会会長は地域住民一人一人の健康状態を把握することに努め、住民の健康状態の変化や街区の衛生問題を速やかに地方保健衛生院と地方保健衛生課に報告し相談する。

そして各住民自治会の医療を担う医師・看護師をあらかじめ選定しておく。

国民への啓蒙広報発信

強権的話法を用いるのではなく、善へと導く愛護的な動機を強化させる国民との対話に保健衛生院は日々努める。

マスク・手洗い・たっぷり睡眠・身体的距離をたもちながら人に優しく。

感染者を守ろう。人に優しくしましょう。夜更かしせずたっぷり睡眠をとろう。外出時はマスクをつけ感染拡大を防ぎましょう。手洗いをこまめにおこない感染を防ぎましょう、ただし運動時は身体的距離をたもちマスクをはずし楽しく運動しましょう、など。

十分な睡眠は人体の免疫力を保持する、そして十分な睡眠をとるよう心がければ夜間の外出を人々は控えるようになる。

人に優しくしようと心がければ理不尽な言動（家庭内暴力・不当解雇・誹謗中傷）、社会的スティグマ（一般と異なるとされる事から生じる差別や偏見）、社会的不利益、いわれのない差別が世の中から消えることが期待される。

天鈞《てんきん》（すべてひとしい）の心を有すれば、人を差別したり誹謗中傷したりすることは愚かしいことであり、蝸牛角上《かぎゅうかくじょう》の争いは醜いばかりであることが自明になると思う。

保健衛生院は、以上のことを矢継ぎ早に立案立法化し中央保健衛生庁、各管区保健衛生総局、地方保健衛生課を指導した。

衛生立法・衛生行政・衛生自治の三位一体相互補完

疫病蔓延は国家、いや世界人類の盛衰存亡を左右する。

人類が幾多の疫病に苦しめられてきたことは歴史が示している。

ペスト、インフルエンザ、コレラ、エイズ、天然痘しかり。

人類が未知の病原体に突如襲われたとき、人類が真っ先に悪疫に対抗できる手段は公衆衛生施策である。ワクチン、治療薬の開発は短時日ではできないため、科学的知見に基づいた有効な公衆衛生施策をいかに迅速におこなえるかいなかにその国の盛衰がかかっている。

有効な疫病感染制御のためには、衛生立法・衛生行政・衛生自治の三位一体相互補完が求められる。三者の相互補完があってこそ悪疫から人々を守ることができる。

中でも頭脳の役割を担う衛生立法、つまり感染制御科学見地に立脚した公衆衛生政策の立法は必要不可欠である。

保健衛生院は国の叡智を結集した医学者・科学者集団で構成される衛生立法機関である。疫病発生時には保健衛生院が行政府を指導し、地域住民自治会、国民一人一人に感染症知識を普及させ、保健衛生院が考えている感染予防のための生活様式変化を国民一人一人に理解してもらわないといけない。科学に裏打ちされた感染制御政策は住民の人情・風土・慣習・生活様式を考慮し立脚してはじめて実効性が確保されるのである。

疾病を発病させる原因のほとんどは、人間を取り巻く外的環境（未知の病原体、不衛生な飲食物や居住環境、喫煙飲酒など嗜好品物の氾濫、大気汚染、放射線被害、心的外傷など）の方にあり人間そのものにはなく、疾病予防は人間のまわりにある悪い環境因子を取り除くことに意味がある。

感染者は優しく守られるべき存在であり、なにも悪くないのである。

だからこそ外的環境悪因子の攻撃から国民を守るために経済利益の思惑を超えた科学に立脚した独立した公衆衛生機関が必要なのである。

人・文物のグローバル化が進み、人間の欲求を満たすために自然破壊が進み、ヒトと野生動物の距離が縮み人畜共通感染症が増加してきている。

この地球に住んでいる以上、新型ウイルスに限らず、人類は今後も未知の無数のウイルス病原体と闘い続けねばならないであろう。

近い将来、同時に何種類もの未知のウイルスが人類を襲うことも想定される。

保健衛生院と国民の闘いはこれからも続く。

あとがき

新興感染症が蔓延し人類がその生命の危機に遭遇している昨今、各国はその感染収束に苦慮している。そこで実体験も混じえ、保健衛生院という目に見えない架空の公衆衛生（疫病対策）国家機関を考えてみた。

疫病退治にむけて各国政府はそれぞれ独自の対応はしているものの感染収束に成功している国は少なく、多くの国は行き当たりばったりの対応で迷走しているのが現状である。感染拡大を抑えきれていない国（政府）に共通して言えることは経済利益を重視し生命・科学を軽視していること、そして医科学の眼力を有した感染制御対策の指導者・指導機関が不在であることである。

明治維新が成立し近代国家の樹立に歩み出した百年以上もの昔、「衛生」の重要性を認識し国民の生命をまもろうとした先哲がいた。

長与専斎。

彼は、国民の生命を守る独立した衛生行政機構の創設に尽力した。

そして衛生国家を創造するにあたり、地域の実情を考慮した自治衛生と衛生行政の両立が不可欠であることを喝破していた。また衛生国家を創るためには、衛生土木工事（上下水道整備）が必要であることを強く認識していた。

専斎はいかなる生命が害され、損なわれているのかを常に心配し、疾病と死亡の原因を克服する手段を、国民に安全にしかも迅速に提供しようと日夜心を砕いたのである。

時代は進み、国民の生命を守るには環境衛生事業だけでなく国民一人一人に医療サービスを提供する重要性が認識されるようになった。ニュースホームによるきめ細かな患者ケアには一読三嘆させられるものがある。先哲たちとの対話は未来の理想とすべき社会絵図を想像させてくれる。

疫病は、病原体微生物（ウイルス）と人類の間の戦争といっていい。

疫病を退治するためには、ウイルスと闘う衛生建設をおこない感染防御装備（感染予防物品、隔離保養施設、公的医療機関、環境衛生装置、検査施設、医療従事人員確保など）をそろえ、人類の叡智を結集させなければならない。

我々人類は未来においても幾多の新興感染症に襲われ生命の危機に陥る事態が生じることが予想される。感染症対策には経済効率の思惑を超えた純粋な医科学の力を具現化した公衆衛生機関である保健衛生院が必要と考える。

目に見えるものを見て受け容れているだけではより良い世界は創れない。
想像力をたくましくし目に見えないものを考え、それを力に変えることでより良い世界が創られ幸福が得られる。

肉眼で真実をくまなく探し、心眼で真理を決然と行う。

さすれば疫病から世界を救える日も近いのではないだろうか。

【参考文献】

長与専斎と「衛生」　梅溪 昇　生活衛生（所載）一九九二年　二三七―二三八頁
荘子　全現代語訳（上・下）　池田知久　訳・解説　講談社学術文庫
緒方洪庵と適塾　梅溪 昇　大阪大学出版会
新版　緒方洪庵と適塾　大阪大学適塾記念センター編集　大阪大学出版会
「聴診器」―私のようこそ、ようこそ―　馬場茂明　メディカ出版
明治「医制」再考　尾崎耕司　大手前大学論集（所載）二〇一六年　一六巻　一五―五三頁
近代日本「健康保護」事業のための仕組みづくり―長与専斎文部省医務局長及び内務省衛生局長時代を中心として―　小島和貴　桃山法学（所載）二〇一八年　第二九号　六九―一〇一頁
明治期医療・衛生行政の研究―長与専斎から後藤新平へ―笠原英彦／小島和貴 著　ミネルヴァ書房
医療福祉の祖―長与専斎　外山幹夫　思文閣出版
長与専斎の医療改革とアメリカ衛生行政　笠原英彦　法学研究（所載）二〇〇一年　第一七四巻第一〇号　一―二六頁　慶應義塾大学法学研究会
「衛生工事」の進展にみる長与専斎の衛生行政構想　小島和貴　桃山法学（所載）二〇一八年

四一―六九頁
大日本私立衛生会における長与専斎の活動とその評価　小島和貴　桃山法学（所載）　桃山学院大学総合研究所紀要　二〇二〇年　第四五巻第三号　三五―五六頁
長崎偉人伝　長与専斎　小島和貴　長崎文献社
公衆衛生の黎明期からこれまでの歩み　多田羅浩三　日本公衆衛生雑誌（所載）　二〇一八年第六五巻　第六号　二五五―二六五頁
エドウィン・チャドウィックの救貧法および公衆衛生思想に関する一考察―その労働者と家族のイメージに着目して―　尾崎耕司　大手前大学論集（所載）　二〇一一年　第一二号　六三―八一頁
一八三四年の救貧法改革と一八四八年の公衆衛生改革―エドウィン・チャドウィックを通じて―澤田庸三　法と政治（所載）　一九八〇年　四〇一―四六二頁
19世紀末イギリスにおける保健行政―ブライトン市衛生当局の活動を中心として―　永島　剛社会経済史学（所載）　二〇〇二年　第六八巻第四号　四〇一―四二二頁
20世紀初頭イギリス保健政策における個人主義と団体主義―保健医官による公的医療供給の思想―永島　剛　専修経済学論集（所載）　二〇〇九年　第四三巻　第三号　六七―七九頁

浅井　芳人（あさい・よしひと）

1967年生まれ。藤田保健衛生大学（現・藤田医科大学）医学部医学科卒業後、日本大学医学部附属板橋病院呼吸器内科学講座に入局。退局後、日本鋼管病院、平塚市民病院勤務を経て、2020年6月、湘南めぐみが丘クリニックを開院。
医師、医学博士、日本内科学会総合内科専門医、日本呼吸器学会呼吸器専門医。
日本大学大学院医学研究科（感染制御科学専攻）でインフルエンザウイルスの研究に従事し博士号取得。

国を医《い》する保健衛生院　―先達たちから学ぶ近未来の公衆衛生構想―

2021年10月20日　第1刷発行

著　者　浅井芳人
発行人　大杉　剛
発行所　株式会社 風詠社
〒553-0001　大阪市福島区海老江5-2-2
大拓ビル5 - 7階
TEL 06（6136）8657　https://fueisha.com/
発売元　株式会社 星雲社
（共同出版社・流通責任出版社）
〒112-0005　東京都文京区水道1-3-30
TEL 03（3868）3275
印刷・製本　小野高速印刷株式会社

ISBN978-4-434-29598-0 C0047